DE LA MÉDECINE OFFICIELLE

ET

DES HÉRÉSIES QUI ATTAQUENT SON AUTORITÉ ET SON EXISTENCE.

DE LA

MÉDECINE OFFICIELLE

ET

DES HÉRÉSIES QUI ATTAQUENT SON AUTORITÉ ET SON EXISTENCE,

PAR LE D[r] CH. LABRUNE.

(SECONDE LETTRE. — RASPAIL ET LE CAMPHRE.)

Extrait du Bulletin n° 5 de la Société de Médecine de Besançon.

> Toute doctrine qui tombe dans l'indifférence pratique relativement à la vérité, qu'elle doit toujours admettre, et à l'erreur, qu'elle doit toujours démasquer, proclame son impuissance, s'abandonne elle-même, et accepte sa ruine. *(Première Lettre.)*

BESANÇON,

IMPRIMERIE ET LITHOGRAPHIE DE J. JACQUIN,

Grande-Rue, 14, à la Vieille-Intendance.

1854.

DE LA

MÉDECINE OFFICIELLE

ET

DES HÉRÉSIES QUI ATTAQUENT SON AUTORITÉ ET SON EXISTENCE.

SECONDE LETTRE. — RASPAIL ET LE CAMPHRE.

MONSIEUR LE PRÉSIDENT,

La licence, l'abus de la liberté conduit à l'anarchie, et celle-ci rend le despotisme, ou, si vous voulez, la dictature nécessaire, comme aussi l'abus de l'autorité finit par lui rendre l'opinion hostile et préparer sa ruine.

La médecine a suivi en cela les vicissitudes de la société elle-même, parce qu'elle s'est toujours mise à la remorque de la philosophie, ou plutôt des idées dominantes et des opinions à la mode. C'est dire, en un mot, que les doctrines médicales ont de tout temps été élaborées par des hommes qui subissaient les préoccupations de leur époque; et, sans vouloir esquisser l'histoire de la médecine dans une lettre, on peut affirmer que cette science a toujours été suspendue et flottante, comme l'homme lui-même, entre les abus de l'autorité et ceux de la liberté.

C'est ce que nous voyons encore aujourd'hui : d'une part, la science médicale, depuis la chute de l'ancienne faculté comme autorité enseignante, a été livrée à l'arbitraire des opinions, à une anarchie de doctrines qui n'a laissé debout que le scepticisme, tandis que, d'autre part, de nombreuses tentatives ont été faites pour relever au sein de cette anarchie une dictature qui, en voulant soumettre la science tout entière au despotisme d'une seule idée, s'est toujours montrée courte par quelque endroit, toujours insuffisante en face d'une nature qui se rit des conceptions humaines, quand elles ne s'appliquent pas purement et simplement à rechercher ses lois.

Parmi ces tentatives, il en est une dont la génération moderne a vu le triomphe éclatant, mais éphémère, ainsi que la décadence en quelque sorte prématurée. Le despotisme médical de la doctrine de Broussais, né dans les camps, à la suite et, en quelque sorte, à l'imitation d'une époque glorieuse par les ruines qu'elle avait relevées, n'a laissé qu'un enseignement : c'est qu'il n'est pas possible de faire une science de l'homme malade, à l'image de la science politique et sociale, à laquelle une autorité de circonstance peut suffire, au moins pour un temps, pourvu qu'elle soit forte, tandis que dans la science de l'homme l'autorité n'est durable et elle n'est salutaire qu'à une condition : c'est de reposer sur des bases conformes aux lois de la nature, qui règlent les rapports des choses non d'une manière arbitraire, mais absolue comme la vérité.

C'est de cet enseignement que les systèmes n'ont jamais voulu profiter, et, dans l'impuissance de reconnaître ces lois et de les appliquer, chacun d'eux a prétendu soumettre la science tout entière à l'empire d'une seule idée, chacun d'eux s'est efforcé de se créer un succès d'enthousiasme, comme l'avait fait la doctrine de Broussais; chacun d'eux aussi, après avoir déterminé un engouement plus ou moins éphémère dans un certain nombre de partisans, n'a laissé après lui qu'une preuve malheureuse des infirmités de la pensée humaine, et qu'une arme de plus entre les mains de ceux qui prétendent que la science médicale ne vit que de conjectures, d'incertitudes et de contradictions.

Telle est, en effet, la destinée de toute doctrine qui reste abandonnée à la fluctuation que lui impriment les idées et les faits souvent contradictoires en apparence, et mis au jour successivement par le travail de l'esprit humain. Chacun de ces faits, avec les inductions plus ou moins légitimes qui en résultent, tend à se faire une place dans la science, et souvent une place démesurée; car notre esprit, soumis aux conditions du temps et de l'espace, est surtout frappé de ce qu'il a vu ou conçu en dernier lieu, à l'exclusion de toute autre chose; il apprécie tout à la mesure de sa dernière conception, il espère tout éclairer par elle, il l'applique à tout, et, au lieu de lui conserver les rapports naturels qui lui appartiennent dans l'ensemble du monde intelligible, il lui en crée d'arbitraires, en usurpant pour ce fait, pour cette conception, une importance qu'ils n'ont pas, et dont un examen ultérieur ou d'autres découvertes viendront bientôt les faire déchoir.

C'est ainsi que naissent les hérésies et les systèmes, qui ne sont jamais, en définitive, qu'une vérité déplacée, c'est-à-dire mise hors de ses rapports naturels; et, comme l'a très bien dit un homme compétent : *Un système est un voyage au pays de la vérité ;* il en reste presque toujours quelque chose qui doit être conservé.

Quand les systèmes et les hérésies naissent au sein d'une science confiée à la garde d'une autorité enseignante, et qui a le droit de définir la vérité, cette autorité leur a bientôt fait justice, en les réduisant à leur véritable valeur, et en leur assignant la place qui leur appartient dans l'ensemble des vérités acquises; mais quand la science ainsi attaquée par l'hérésie n'est point soumise à une autorité, quand elle porte dans son sein la division, quand elle est comme un royaume dont le territoire, mille et mille fois flétri par les pas d'un conquérant, ou souillé par l'anarchie, ne peut offrir ni sécurité ni abri; alors cette science disparaît sous les efforts de l'hérésie elle-même; elle semble ne se rattacher à aucun principe certain, elle ne présente qu'un chaos d'opinions et n'engendre que l'incrédulité. Tel est l'aspect que présente la science médicale.

Ses adeptes et ses disciples prétendent qu'elle existe au moins en puissance, et ils ont raison; ses adversaires, c'est-à-dire tous ceux qui lui demandent la certitude et ne savent pas l'y trouver, nient son existence et la persifflent : les uns ne voient que la richesse des éléments qu'elle contient, et ils l'admirent, parce qu'ils sont en mesure par leurs études d'apprécier ces éléments; les autres ne voient que ses divisions et ses contradictions, et ils la dénigrent, en s'attachant à des faits qu'ils ne peuvent ni interpréter ni juger avec compétence, parce que la science médicale, infinie dans son objet, n'ouvre point son sein aux regards profanes; elle ne récompense de sa lumière que les méditations sérieuses, et c'est surtout en ce qui la concerne qu'il est permis de dire que l'incrédulité ne trahit que l'ignorance.

Au milieu de ce conflit, l'hérésie triomphe sous toutes les formes. Jusqu'à nos jours, l'histoire de notre science n'était que l'histoire des systèmes qui l'avaient successivement soumise à leur empire éphémère. Aujourd'hui, chaque système a ses partisans, et de ce triomphe simultané résulte l'anarchie, la confusion.

Je dirai plus tard la raison de ces tristes vicissitudes, et les moyens de les rendre profitables à la vraie science, qu'elles font disparaître dans la mêlée. Aujourd'hui, je veux seulement signaler une de ces hérésies qui tendent à relever au sein de la science médicale, ou au moins contre elle, l'empire absolu d'une seule idée.

Cette tentative de despotisme est l'œuvre d'un homme qui, après s'être acquis dans les sciences naturelles une célébrité fondée sur la singularité de son talent au moins autant que sur son éclat, a laissé inscrire son nom parmi ceux des théoriciens qui voulàient nous conduire à la dictature socialiste par l'abus de la liberté. J'ai nommé M. Raspail.

Dans l'impuissance d'imposer le socialisme dans l'ordre politique, il a entrepris de le faire régner en médecine, comme pour montrer une fois de plus la solidarité qui existe entre la profession de foi philosophique et la direction des idées scientifiques.

Naturaliste, M. Raspail a cru que le problème de la maladie dans l'homme n'était qu'une question d'histoire naturelle; socialiste, il a voulu débarrasser l'organisation humaine de ses parasites, au risque de compromettre cette organisation, comme ses collègues dans l'ordre politique prétendent délivrer la société de ses abus, au péril même de son existence.

Placé en face d'une faculté au sein de laquelle règne le doute méthodique sur toutes choses, M. Raspail a compris tout d'abord qu'il avait affaire à une autorité déchue dans l'opinion, et qui, depuis longtemps vouée au ridicule qu'entraîne la contradiction dans un corps enseignant, ne pouvait désormais se défendre contre des assertions audacieusement adressées à un public qui a besoin de croire à quelque chose lorsque la maladie et la souffrance viennent le visiter.

Conduit par ses études scientifiques à reconnaître le rôle immense que joue le parasitisme dans le monde, et surtout au sein de la nature vivante, M. Raspail a généralisé ce fait, et en a exagéré l'importance, en lui attribuant les neuf dixièmes des maladies qui viennent troubler notre existence et menacer notre vie. Il a développé ces idées dans plusieurs ouvrages, dont le plus important, l'*Histoire naturelle de la santé et de la maladie*, ne tend à rien moins qu'à supprimer la science médicale tout entière et à lui substituer le despotisme d'une seule idée, le parasitisme, comme cause principale et presque unique de tous nos maux.

Mais il ne peut être donné à une seule idée, quelque importante qu'elle soit, quelque féconde qu'elle puisse être dans ses applications, de s'ériger en loi absolue, et de se soumettre tous les faits d'une science aussi vaste, aussi profonde, aussi mystérieuse que celle de l'homme malade : cet être complexe, auquel viennent aboutir et sur lequel viennent peser tant de relations avec un monde dont il porte en lui-même le résumé et l'image.

Une telle prétention n'est que le despotisme le plus arbitraire, donc l'erreur; car l'autorité, dans la science comme ailleurs, n'est légitime qu'à la condition de n'imposer que les lois de la vérité, c'est-à-dire celles qui ressortent de la nature même des choses. Mais M. Raspail n'est pas de ces savants modestes auxquels de vastes conceptions inspirent une sage réserve : il fait sortir toute une théorie médicale d'une idée exclusive et d'un seul ordre de faits, qui, selon lui, doit absorber presque toute la science; il pose cette théorie comme un défi en face de la faculté, profitant habilement de ses divisions et du pêle-mêle de ses opinions pour lui signifier sa déchéance; il présente le médecin comme un ennemi du bien public ; et, abusant du vernis scientifique dont il sait revêtir ses affirmations, il annonce avec une dédaigneuse suffisance qu'il a enfin trouvé la cause des maux de l'humanité, certain qu'il est d'entraîner à sa suite la masse des esprits superficiels, qui ne doutent de rien, parce qu'ils ne savent rien, et qui forment en ce monde une majorité imposante. C'est devant ce public que la médecine et les médecins sont cités à comparaître, de par M. Raspail. La science de l'homme n'aura plus désormais d'arcanes ni de mystères; la maladie ne sera plus un problème. M. Raspail a fait cesser le règne des influences occultes, et l'origine du mal dans l'homme et dans le monde ne sera plus une des questions les plus ardues et les plus complexes qui se puissent soulever. Nous avons un révélateur qui prétend nous montrer que toutes les causes de nos maladies sont susceptibles de tomber sous nos sens, car il a horreur des entités et des êtres de raison, et, pour lui, la médecine et le jésuitisme, Galien et Loyola (1), se sont coalisés pour peupler le monde de fantômes et duper l'humanité souffrante.

C'est à développer cette exorbitante prétention, qui consiste à démontrer « qu'il n'est pas une maladie, dans le » cadre des souffrances humaines, dont la cause ne soit ap» préciable à nos sens; » c'est à réduire la science de l'homme à une question d'histoire naturelle, que M. Raspail a consacré de gros et de petits volumes, comme si la science de l'homme ne devait pas se composer de l'observation de tous les faits, de toutes les manifestations de sa vie naturelle et de sa vie spirituelle, de tous ses rapports avec le monde matériel et avec le monde surnaturel.

Parmi les volumes de M. Raspail, il y en a, comme je viens de le dire, de gros et de petits : ni les uns ni les autres ne sont à dédaigner. Tous ont pour but d'écraser la médecine et les médecins sous le poids du ridicule et de la calomnie, de les livrer à l'animadversion publique, et d'arriver ainsi au succès par le scandale. Les premiers s'adressent aux savants et aux personnes qui ont l'habitude de la lecture; ils sont écrits avec plus de soin, quelquefois avec talent et avec verve; ils font des frais pour persuader et convaincre. Les autres s'adressent aux masses, qu'ils ont

(1) *Manuel annuaire de la santé.*

pour but d'entraîner par des assertions tranchantes, des invectives passionnées, et un étalage de science de mauvais aloi propre à en imposer à une foule de gens; car rien n'est plus rare aujourd'hui qu'une éducation capable de nous inspirer de la réserve dans les choses qui échappent à notre compétence, et rien n'est plus facile que de persuader au grand nombre qu'il est en mesure de juger ce qu'il ne connaît pas.

Dans son *Histoire naturelle de la santé et de la maladie*, M. Raspail puise dans le passé de la médecine toutes les erreurs et tous les scandales propres à montrer que cette science n'offre ni certitude ni repos pour l'esprit; il l'accuse avec une passion qui le rend souvent éloquent, mais qui trahit souvent sa propre faiblesse, non moins que celle des hommes et des institutions contre lesquels il récrimine; enfin il pose les bases d'une médecine nouvelle, en esquissant à grands traits, et souvent de main de maître, l'histoire naturelle de tous les parasites qui nous menacent, qui viennent se greffer sur notre propre existence pour en vivre, et qui nous font courir de réels dangers.

C'est ici qu'il importe d'apprécier le procédé scientifique de M. Raspail et sa véritable valeur.

Tout en se faisant l'antagoniste de la médecine officielle, qui, selon lui, « a sacrifié bien des hécatombes humaines » aux chimères dont elle vit, et qui, depuis Médée jusqu'à » nous, voyage à travers un désert de sable, où elle n'a » d'autre guide, la nuit, que les étoiles, le jour, que le » mirage et les illusions de toute sorte, » M. Raspail ne se montre pas plus sobre en fait d'hypothèses, pas plus exigeant ni plus rigoureux dans sa logique, pas plus circonspect dans ses inductions. Il a vu des maladies dont on allait chercher la cause bien loin se dissiper subitement par une déjection vermineuse, et il en a conclu que presque dans tous les cas où notre science rencontre des énigmes, c'est dans l'histoire naturelle qu'elle doit en chercher la clé : « Hors » de là, dit-il, il n'y a que des entités, et c'est au microscope » désormais à chercher les véritables causes et la nature des » maladies. » Sans doute il ne nie point les influences de l'atmosphère, de sa composition et de sa température, celles de l'alimentation et des désordres qui peuvent résulter de sa mauvaise qualité, ainsi que de la privation et des excès; il reconnaît l'importance des substances vénéneuses, des lésions mécaniques, des corps étrangers et enfin des influences morales, comme point de départ d'un certain nombre de maladies. Il attribue à chacune de ces causes une certaine sphère d'action et en fait dériver autant de classes dans sa nomenclature des souffrances humaines; mais il en est une, parmi ces causes, dont il s'occupe avec une prédilection toute particulière, et qu'il analyse avec un soin, avec une faveur qu'il est loin d'accorder aux autres : c'est la classe des lésions produites par le parasitisme des corps organisés vivants. Cette classe, il la divise en familles et en genres, à la manière des naturalistes; il accumule les descriptions, les autorités et les faits pour démontrer que « dans » ce monde, où tout s'agite comme nous pour trouver sa » subsistance, nous sommes entourés de dangers, et que » c'est des plus petits que nous sommes le plus souvent victimes, par cela seul que c'est de ceux-là que nous nous » garons le moins ; »

Que « l'autopsie est une éternelle déception, parce qu'elle » ne peut être pratiquée au moment utile pour prendre la » cause sur le fait, et que, par conséquent, elle montre plus » souvent la place des effets que la nature des causes ; »

Que « ces causes, lorsqu'elles sont réduites à des dimen» sions trop petites pour être appréciées à l'œil, sortent in» aperçues, confondues avec le produit de la décomposition » des organes; et qu'alors le scalpel tranche, éventre, dé» coupe et n'analyse pas... ; et que de choses alors passent

» sous sa lame, emportant avec elles au rebut le mot de l'é-
» nigme et le terme des disputations! »

Aussi l'auteur « a-t-il brûlé toute la nomenclature patho-
» logique, pétrie d'entités sans formes, de termes sans
» idées, de phrases de convention, dont l'homme de l'art
» est aussi dupe que le vulgaire : il fait profession d'ignorer
» ce jargon, plus franc en cela que ceux qui font profession
» de le savoir.

» Il sent qu'il s'approche de la nature d'autant plus qu'il
» s'éloigne davantage de la médecine dogmatique...., d'au-
» tant plus obscure qu'elle est plus profonde et qu'elle s'é-
» loigne de la lumière en creusant. »

Assis désormais sur les débris de la médecine officielle, M. Raspail trône dans son idée et la substitue sans scrupule à toutes les connaissances comme à toutes les ignorances de la faculté; partout où il n'est pas en face de causes matérielles et palpables, partout où la puissance vitale échappe à nos investigations, il la suppose victime d'un parasite et troublée par un ver rongeur. Là où il ne trouve pas ce parasite, il l'imagine, et se croit autorisé à procéder de la sorte, « parce que, s'il est certain et démontré que tel corps
» agit en tranchant le fil de tout ce qui est mou, en ouvrant
» les canaux de tout ce qui circule, toutes les fois qu'il sur-
» prendra des filets coupés, des canaux éventrés de cette
» manière, il sera en droit de soupçonner l'action d'un corps
» étranger, analogue par sa structure ou son organisation. »

Que ne pourrait-on pas soupçonner, supposer, démontrer au moyen d'un tel procédé scientifique, dont l'abus est ici porté à un point étonnant chez un naturaliste qui devrait savoir qu'il n'est pas permis, dans cet ordre de connaissances, d'induire rigoureusement de l'identité ou de l'analogie des effets à l'identité ou à l'analogie des causes; parce que la nature surpasse nos conceptions par la simplicité des moyens qu'elle emploie, autant que par la fécondité des œuvres qu'elle produit ; et elle nous présente souvent des effets multiples et variés d'une même cause, tout aussi bien que des effets semblables de causes très diverses.

C'est là une vérité élémentaire pour tous ceux qui se sont occupés d'études médicales et de sciences naturelles, et c'est là une des raisons pour lesquelles l'interprétation des choses de la nature est souvent si difficile, si périlleuse, et si loin d'offrir ce genre de certitude qu'y cherchent les esprits superficiels, qui n'ont jamais connu que l'un des mille aspects divers qu'elle nous présente, selon le point de vue auquel on se place pour l'étudier.

Sans doute, nous ne sommes pas de ceux qui condamnent les idées *à priori* d'une manière absolue ; nous nous en défions sans les proscrire, car nous n'ignorons pas que c'est à des idées *à priori* que sont dues de grandes découvertes, telles que celle de l'Amérique, celle de la circulation du sang et bien d'autres ; mais encore de telles idées ne peuvent-elles devenir un moyen de découvrir la vérité qu'à une condition : c'est que les faits viennent les justifier et qu'elles servent, à leur tour, à éclairer les faits en leur renvoyant la lumière qu'elles-mêmes en reçoivent. Sans cela il n'y a aucune certitude possible. Mais M. Raspail n'est point si scrupuleux; il fait une part large et généreuse aux parasites, qu'il suppose quand il ne les rencontre pas, et établit dans la seule classe des affections causées par eux dix-huit divisions, dont plusieurs, celle des helminthogénoses, par exemple, sont susceptibles de nombreuses subdivisions. Il ne voit plus, des yeux de l'esprit bien entendu, que des acares, des sarcoptes, des oxyures, des parasites et des entozoaires de toutes sortes, et leur génération, aussi imperceptible que multipliée, voyager au sein de nos organes, dont la trame est grossière en comparaison de la ténuité de ces êtres, pour la plupart microscopiques; et, toujours fondé sur cette loi d'analogie, de la similitude des effets révélant la similitude des causes, loi qui n'est point fausse en elle-même, mais qui est trop étroite et trop absolue lorsqu'elle s'applique aux choses de la nature, il considère comme le produit de la piqûre de ces infiniment petits, une foule de maladies internes et externes dont la nature est restée jusqu'ici une énigme. De même que les galles des chênes, des ormes, des peupliers et des térébinthes, l'ergot du seigle, le bédegar des églantiers, la cloque des rosacées, sont dus à la piqûre d'insectes, de cynips, de pucerons, trips, cochenilles et acares, qui, en déposant leurs œufs dans la trame végétale, déterminent des déviations de nutrition par la rencontre adultère des spires génératrices des tissus; ainsi, pour M. Raspail, les maladies les plus fâcheuses qui se développent au sein de nos organes, le cancer, le tubercule et autres hétérosarcoses, les hydatides, les fongosités charnues, granulations, sarcômes, loupes, l'éléphantiasis et autres maladies de la peau, ne sont que des gallinsectes du règne animal, déterminés par la piqûre des parasites nombreux que nous avons indiqués et qui, par leur ténuité extrême, ont la faculté de pénétrer le parenchyme des organes, sans même les diviser, de voyager de l'un à l'autre, d'y déposer leurs œufs, de pulluler dans tous, et d'y développer des maladies locales capables de prendre sur l'état général un empire désorganisateur. De cette façon, il n'est pas une maladie interne ou externe, obscure dans sa cause et sa nature, qui ne puisse être attribuée à la présence des parasites, que l'on peut supposer quand on ne les voit pas. C'est aussi ce que fait M. Raspail; il fait au parasitisme une immense part, et traite cette idée avec une prédilection toute paternelle; il subit en cela une loi de l'esprit humain, qui n'éclaire jamais de sa faible lumière qu'un point à la fois de l'immense domaine que lui ouvre la science de la nature, et qui croit naïvement que le point qu'il observe est le monde tout entier; de sorte que l'on peut, sans injustice, rétorquer contre M. Raspail la condamnation que lui-même prononce contre la médecine, qu'il est loin d'avoir approfondie. « Le » fait, et puis l'illusion; l'observation qui finit brusque- » ment, et puis l'hypothèse qui la suit sans lien et sans » ordre, » tel est votre système; et « lorsqu'il faut com- » battre avec des remèdes des entités qu'on s'est posées dans » l'imagination, on s'expose à sacrifier bien des hécatombes » humaines à une chimère. »

A cela, M. Raspail répond, il est vrai, qu'il n'oppose aux parasites que des remèdes inoffensifs et hygiéniques, propres, en un mot, à conserver la santé, incapables de la troubler jamais. Nous examinerons tout à l'heure cette prétention; mais hâtons-nous de dire que, bien avant M. Raspail, les annales de la science étaient remplies de faits, d'observations et de travaux relatifs aux maladies et aux accidents causés par les vers, et qu'il n'était pas un médecin qui n'eût recours à des moyens semblables à ceux indiqués par M. Raspail pour les détruire. Seulement, il est vrai de dire que, pour user de ces moyens, on attendait généralement que la présence des vers se trahît par quelques indices, et qu'il était admis, par exemple, que l'organisation délicate de jeunes enfants ne devait pas être soumise à l'épreuve toujours redoutable de médicaments doués de quelque énergie, sans qu'une indication précise vînt motiver cette conduite. M. Raspail institue ce traitement d'une manière préventive, parce que, comme nous l'avons dit, là où il ne voit pas de parasites, il suppose leur présence. Nous verrons jusqu'à quel point ce précepte est sans inconvénients.

Sans doute, dans la médecine officielle, l'unité de doctrines ne régnait pas plus sur la maladie vermineuse que sur une foule d'autres points; tandis que les uns voyaient en elle une espèce morbide distincte, essentielle, immuable, spontanée, donnant lieu à des produits capables de faire naître une foule d'accidents variés, à tel point que Sauvages admettait une espèce vermineuse dans presque chacun des genres de sa classification nosologique; les autres ne voulaient voir dans la présence des vers qu'une complication, ou même une coïncidence indifférente; de sorte que la science était restée suspendue et flottante, sur ce point comme sur bien d'autres, entre l'affirmation et la négation; entre la tradition, qui consacre les faits observés, les vérités acquises, tout en laissant la porte ouverte aux vérités nouvelles, et ces écoles de réformateurs systématiques qui ne veulent rien admettre de ce qu'ils n'ont pas observé eux-mêmes, rien de ce qui dépasse le fait purement matériel, pas même les relations de cause à effet, et qui, en voulant absolument faire dater le monde de leur propre existence, le condamnent à une enfance éternelle.

Tout en n'admettant pas les exagérations de M. Raspail, qui est aussi exclusif au moins et aussi matérialiste que ceux qu'il attaque, on doit lui savoir gré d'avoir, par ses agressions, provoqué un nouvel examen de cette question, tout en élargissant son cadre, puisqu'il n'a point borné, nous l'avons dit, l'histoire du parasitisme à la maladie vermineuse et à l'existence des vers intestinaux.

Déjà se produisent des travaux qui entrent dans cette voie. Les journaux de la médecine officielle ont retenti, depuis quelques années, d'essais entrepris dans le but de démontrer que la maladie tuberculeuse, la syphilis, le choléra lui-même, ont pour cause première de leur production et de leur développement la propagation plus ou moins rapide et abondante, soit d'animalcules infusoires microscopiques, soit, ce qui revient à peu près au même, d'une matière organique douée de la propriété de se multiplier par un procédé analogue à celui de la fermentation. Ce ne serait pas un médiocre service rendu à la science et à l'humanité que l'éclaircissement de ce point; car on comprendrait alors pourquoi les moyens les plus propres à modérer ou à éteindre les redoutables symptômes de ces maladies, sont des poisons donnés à des doses incapables de porter atteinte à notre existence, mais suffisantes pour détruire celle de ces hôtes microscopiques et vénéneux, qui paraissent vivre et se reproduire au sein de notre organisme, qu'ils détruisent en l'infectant par l'abondance même de leur propagation.

La solution d'un problème aussi intéressant prouverait que les idées à vol d'oiseau sont elles-mêmes bonnes à quelque chose, quand elles donnent l'impulsion à des travaux sérieux; d'où résulte pour la science un progrès.

Qu'ils soient le produit de la maladie vermineuse ou qu'ils en soient la cause, que leur présence complique une maladie ou qu'elle vienne à la déterminer, les vers intestinaux et autres parasites peuvent donner lieu à des accidents graves et variés, et il importe de les détruire. Ici, la médecine et M. Raspail sont d'accord, à cette différence près que l'une attend, pour attaquer les parasites, qu'il se présente des indices de leur existence probable; tandis que l'autre ne juge pas même nécessaire d'observer ces indices et ces signes, et que, pour lui, toute personne qui éprouve une souffrance dont la cause ne se montre pas visible et tangible, est sous la prévention légale d'une affection parasitique minant sourdement son existence.

De cette différence fondamentale dans la manière de poser les indications, résulte une différence notable dans la manière d'instituer le traitement.

Ce traitement varie, non dans ses moyens, qui sont à peu près les mêmes, mais dans son mode d'application, plus ou moins énergique, plus ou moins rapide, selon les idées qu'on se forme sur l'importance de la maladie vermineuse.

Il est certain que, pour ceux qui regardent la présence des parasites comme une coïncidence indifférente ou une complication à peu près inoffensive, le traitement sera relégué sur le dernier plan; il participera du caractère d'incertitude et d'hésitation du médecin qui le dirigera; il sera timide, tardivement appliqué et presque certainement insuffisant; il ne sera point conduit avec cette persévérance qui seule peut garantir son efficacité. Car, si les parasites n'ont pas la vie dure, comme le pense le vulgaire, ils l'ont au moins fort persistante, parce que chez eux elle est lente et obscure, comme chez tous les animaux appartenant aux degrés inférieurs. Ils résistent donc en cédant, comme tous les êtres faibles, et se relèvent après l'orage. D'ailleurs, ils vivent souvent retirés en pelotons au sein de matières albumineuses qui les protégent : c'est là un fait vulgaire pour tous ceux qui ont ouvert des cadavres, et s'il était possible d'observer leurs mœurs, de suivre leurs habitudes, leur mode d'existence et de propagation au milieu de nos organes, peut-être ne serions-nous plus étonnés de l'incroyable difficulté que l'on rencontre quelquefois à délivrer de leur présence l'organisation qu'ils infestent.

Les parasites résistent donc non-seulement au traitement dirigé avec incertitude, timidité et lenteur, mais même au traitement le plus énergique, quand il n'est point persévérant dans son action.

Mais comment appliquer avec persévérance un traitement énergique chez des êtres faibles et délicats, comme de jeunes enfants, qui sont victimes le plus souvent des parasites qu'il s'agit de détruire?

S'il est vrai que le traitement classique, lorsqu'on est obligé de lui donner un certain degré d'énergie, et dont la durée est, en tous cas, bornée à quelques jours, ait tué, comme on l'a dit, plus d'enfants que de vers, que doit-on penser du traitement de M. Raspail : traitement énergique, quoi qu'il en dise, traitement qui doit durer toute la vie, puisqu'il est, à son point de vue, préservatif autant que curatif, hygiénique en un mot, et dont il livre la formule et les moyens à un public souvent assez inintelligent pour l'appliquer avec une maladresse capable de produire de graves accidents? M. Raspail lui-même autorise ces erreurs, en affirmant que son traitement est, en tous cas, inoffensif, et en l'appliquant à peu près à tout. Quel est le médecin, cependant, auquel il n'arrive d'être appelé plusieurs fois dans l'année pour remédier aux accidents causés par les injections d'aloès, à l'irritation intestinale et hémorrhoïdale, souvent redoutable, que détermine la même substance lorsqu'on la donne seule et en morceaux, sans la diviser au moyen d'autres médicaments? Non, M. Raspail, qui a la prétention de raisonner médecine sans la connaître, ne se doute même pas des ravages que peut causer l'aloès déposé en nature sur les membranes muqueuses de l'estomac et des intestins! Un autre témoignage, qui n'est pas suspect comme celui des médecins, et qui est spontané, celui des journaux de province, qui rendent compte des accidents dont les petites villes et les campagnes sont le théâtre, nous entretient assez souvent de ceux auxquels donnent lieu le camphre et l'aloès abandonnés à des mains inhabiles.

Que serait-ce s'il était possible de mettre en évidence les cas nombreux dans lesquels les vermifuges imprudemment administrés ont aggravé le mal, ou lui ont imprimé une marche funeste, en détournant d'un traitement plus opportun?

Il a été donné à tout médecin de voir de ces cas.

Pour moi, monsieur le Président, qui crois à la possibilité de trouver la vérité dans la conciliation entre les doctrines plutôt que dans leur antagonisme, je dois faire connaître à la Société à laquelle nous appartenons des faits qui me semblent nouveaux dans notre science, et qui sont bien propres à favoriser les recherches capables de tracer une limite précise entre les avantages de la méthode de M. Raspail et ses exagérations.

Sans doute, il faut tenir compte du parasitisme comme

d'un fait important dans la production de nos souffrances; car ce fait tient une large place dans l'étude de la nature, et on ne lui en a point accordé une suffisante dans le cadre de notre science. Mais faut-il, pour cela, soumettre tout le monde, indistinctement et par une mesure préventive, à un traitement énergique dont les inconvénients sont démontrés? Entre le traitement de M. Raspail, souvent inopportun et dangereux, et le traitement classique, souvent insuffisant, n'y a-t-il donc aucune voie possible?

Des études pratiques, que je poursuis depuis plusieurs années, sur l'action des médicaments administrés à doses réduites, m'ont conduit à reconnaître qu'il suffisait de quelques gouttes de teintures vermifuges données chaque jour dans un peu d'eau et pendant longtemps pour débarrasser peu à peu l'organisme des parasites qui vivent à ses dépens. On voit souvent par cette méthode les symptômes les plus graves déterminés par leur présence s'amender et disparaître, en même temps que les vers, chassés peu à peu des portions supérieures du canal digestif vers les inférieures, sont rejetés au dehors et évacués successivement. On évite ainsi les inconvénients d'un traitement énergique ou même violent, qui, limité à quelques jours, comme dans la méthode ordinaire, reste souvent insuffisant pour détruire les vers, tandis qu'il n'est pas rare de voir quelques doses de santonine ou de racine de grenadier déterminer des troubles gastriques auxquels succèdent, chez les personnes prédisposées, comme le sont souvent les sujets vermineux, tous les désordres et tous les dangers d'une fièvre grave.

Quant au traitement de M. Raspail, il offre les mêmes périls dans une proportion beaucoup plus considérable, puisqu'à l'énergie il ajoute la persévérance, et très souvent l'inopportunité, en s'acharnant à la poursuite de parasites qui n'existent pas.

Pourquoi, en effet, ébranler la santé par des remèdes

énergiques donnés à fortes doses, si les remèdes donnés à faibles doses et longtemps continués suffisent à empoisonner peu à peu l'ennemi, sans nuire à l'organisme aux dépens duquel il vit?

Ainsi se trouve résolu le problème, qui est de tirer sur l'assassin sans blesser la victime qu'il étreint; ainsi se trouve remplie l'indication, qui est d'éloigner une cause de maladie sans lui en substituer une autre. Et s'il ne fallait que des faits pour mettre en évidence l'efficacité des petites doses de teintures vermifuges pour chasser les vers et mettre fin aux accidents les plus formidables déterminés par leur présence, je suis en mesure d'en produire de nombreux, dont l'observation ne peut trouver place dans un espace aussi étroit que celui qui m'est accordé.

Mais oser traiter une maladie quelconque avec des doses médicamenteuses modérées ou même petites, n'est-ce pas encourir l'accusation déjà formulée contre moi, il y a trois ans, par la *Revue médicale de Paris*, pour avoir écrit que l'homœopathie peut être une méthode avantageuse de perfectionner la matière médicale et d'éclairer nos recherches sur la spécificité? Le droit au travail paraît être interdit dans la république médicale, quoiqu'il n'offre point là les mêmes inconvénients que dans la défunte république française.

Est-il donc défendu d'étudier une méthode nouvelle et d'examiner si elle est ou non susceptible d'apporter son tribut de lumières à une science dont les progrès n'ont certes point encore atteint leur dernier terme? Quand donc cesserons-nous de nous jeter à la tête, comme une injure et comme une arme offensive, les dénominations barbares d'homœopathe, d'hydropathe, de camphropathe? Un médecin cesse-t-il de l'être et mérite-t-il un nom de guerre, par cela seul qu'il s'efforce de recueillir dans chaque méthode ce qu'elle contient de vérités, sans vouloir devenir responsable cependant des erreurs qui peuvent s'y rencontrer? Toutes ces récriminations ne font qu'entretenir et renouveler sans cesse au sein du corps médical un malentendu qui entraîne sa déconsidération et sa ruine, en enseignant au public l'incrédulité et l'indifférence envers un art qui a besoin de confiance pour s'exercer utilement. Sans doute l'homœopathie, quand elle se présente avec l'intolérable prétention de se subordonner l'ensemble de la science médicale, et de la supprimer pour se substituer à elle, en s'appliquant à tout, ne mérite que la réprobation du mépris; mais quand, au lieu de se poser comme système exclusif, elle s'offre comme une méthode capable d'ouvrir à la thérapeutique un vaste champ de découvertes, elle a droit à un examen sérieux et réfléchi de la part de la Faculté, qui n'est pas, après tout, une Eglise tellement infaillible pour se montrer si intolérante envers les hérésies et les fulminer d'excommunication.

Or, la méthode homœopathique, puisqu'il faut l'appeler ainsi malgré les inconvénients du nom, est en mesure de rivaliser avec les agents spécifiques les plus avérés et les plus incontestables de la médecine officielle, avec le quinquina, par exemple, dont je l'ai vue déjà bien des fois suppléer les insuffisances dans le traitement de certaines fièvres intermittentes rebelles, que le sulfate de quinine n'avait fait qu'aggraver, en compliquant leurs symptômes de ceux produits par un médicament énergique administré d'une manière inopportune et à doses persévérantes ou trop élevées. Oui, monsieur le président, il m'est arrivé dix fois de voir des fièvres intermittentes, réfractaires au traitement par le sulfate de quinine, céder à des doses infinitésimales d'arsenic, de noix vomique, à quelques gouttes de teinture d'ipéca, d'aranea diadema ou de pulsatille, etc.

J'ai obtenu des résultats analogues dans d'autres catégories de nos souffrances, telles que la maladie vermineuse, le rhumatisme, l'épilepsie; et s'il ne vous fallait, pour vous convaincre, que des observations consciencieuses de faits incontestables et dont je suis en mesure de vous administrer les preuves vivantes, je pourrais vous les soumettre; mais je suis loin d'en conclure que la méthode homœopathique soit applicable à tout, ni que la science médicale puisse tout entière être renfermée dans une seule idée ou dans un seul ordre de faits.

Il y a, certes, loin de là à la méthode de M. Raspail, qui soutient qu'en tout état de cause, « nous devons nous em-
» baumer si nous voulons nous conserver, et que c'est pour
» satisfaire à ce besoin instinctif de la nature, que le bon sens
» populaire, tout en offrant de l'encens aux dieux, a de tout
» temps vulgarisé l'usage du musc pour la vieille coquette,
» la petite-maîtresse et le ci-devant jeune homme, de l'ail
» et d'une nourriture hautement épicée pour le paysan et
» l'ouvrier, de la térébenthine enfin pour les animaux. »

Dans un petit livre, qui n'est que le manuel pratique et le résumé de l'*Histoire naturelle de la santé et de la maladie*, que je viens d'analyser d'une manière exacte et rapide, M. Raspail s'efforce chaque année de propager ses idées et sa méthode de traitement. Ses idées, nous savons ce qu'elles offrent d'exclusif et d'erroné; sa méthode de traitement, nous avons vu ce qu'elle présente de dangers, tant par les maux auxquels elle ne remédie pas, que par ceux auxquels elle applique des moyens incendiaires, propres à les aggraver; mais M. Raspail, qui ignore les éléments mêmes de la science médicale, n'en a pas moins l'exorbitante prétention d'avoir dit le dernier mot sur cette science, et, *en mettant tout le monde en mesure de juger le médecin et de s'en passer le plus souvent*, d'avoir délivré la société de l'un de ses parasites les plus onéreux. C'est dans cette incroyable idée de faire juger le médecin par le malade qui lui demande des soins, « de fournir aux personnes même les plus étrangères
» aux études médicales les moyens de contrôler sagement les
» ordonnances du médecin...; de mettre chacun en état de

» raisonner une maladie quelconque et d'en diriger le trai-
» tement (1); » c'est dans cette extravagante prétention qu'éclate surtout la préoccupation socialiste de M. Raspail; car c'est là une doctrine qui ne conduit à rien moins qu'à la négation absolue de toute autorité et de tout développement intellectuel, en créant un perpétuel malentendu entre le malade et le médecin, et en rendant à celui-ci l'exercice de son art impraticable.

Il est impossible de ne pas se demander dans quel intérêt M. Raspail a accumulé tant d'invectives et de calomnies contre une profession dont le principal tort est de participer aux misères et aux infirmités de la nature humaine, cette incurable malade, que la médecine ne peut, dans l'état actuel des choses, réintégrer dans le paradis terrestre. S'il n'était mu, comme il le dit, que par l'amour de l'humanité, M. Raspail se serait demandé, avant tout, si c'était avec parfaite connaissance de cause qu'il se permettait de flétrir une profession qui ne peut relever, en tout cas, du jugement d'un public incompétent, et sur laquelle règnent déjà bien assez de sots préjugés, qui en rendent l'exercice épineux.

En voulant réduire l'art médical tout entier à une seule idée; en refusant de reconnaître dans l'homme lui-même et dans sa nature actuelle les causes du mal physique et moral; en ne cherchant ces causes que dans les conditions extérieures et dans les conditions sociales (2), M. Raspail montre assez à quelle école il appartient, et quel genre de succès il ambitionne. Ce succès, il l'a obtenu, en s'adressant aux passions mauvaises, à l'orgueil outrecuidant, à l'intérêt égoïste et aveugle : ses livres se vendent; ils sont lus, commentés et appliqués avec fanatisme. Les libraires et les pharmaciens sont en mesure de fournir là-dessus de très bons renseigne-

(1) *Manuel annuaire de la santé.*

(2) *Ibid.*

ments. Nous-mêmes n'avons-nous pas tous connu des hommes respectables à d'autres titres, qui ont vécu infatués des idées puisées dans ces livres, et qui les ont mises en pratique sur eux-mêmes avec la plus parfaite candeur jusqu'à la fin? Ne rencontrons-nous pas tous les jours, dans l'exercice de notre ministère, des préventions et des défiances qui nous le rendent impraticable et qui n'ont pas d'autre origine? Le livre-manuel de M. Raspail s'est fait une célébrité parmi ces livres de médecine populaire et empirique de Leroy et autres, auxquels un public de plus en plus nombreux vient, à son grand détriment, demander le soulagement de ses souffrances (1).

Quand le but que se propose M. Raspail sera atteint, quand le médecin ne sera plus appelé que pour recueillir l'héritage onéreux et la responsabilité des maladies aggravées par un traitement insuffisant dans bien des cas, et incendiaire dans une foule d'autres, il ne se trouvera plus d'hommes intelligents et honnêtes pour se charger de cette fonction d'enterreur, et la médecine ne sera plus jugée digne d'occuper les loisirs d'un esprit sérieux.

Tel est l'avenir vers lequel marche une des institutions importantes de notre pays.

En face de cette déconsidération générale, que trahit assez l'entraînement toujours croissant à confier sa santé à l'infâme loterie des remèdes secrets, herboristes, somnambules et autres empiriques clandestins, tout médecin doit se demander quelles sont les causes d'une telle anarchie, au sein

(1) Dans notre ville, où le traitement Raspail est fort à la mode, le chiffre des décès a surpassé, l'an dernier, de plus d'un quart le chiffre des naissances. En France, où la médecine empirique et clandestine s'exerce presque sans contrôle, l'accroissement progressif de la population est dans une proportion bien inférieure à celle où nous le voyons dans les Etats voisins, la Prusse et l'Autriche, qui se trouvent à peu près dans les mêmes conditions de climat.

d'une profession qu'il a embrassée dans l'espoir d'y nourrir son intelligence au foyer d'une des sciences les plus élevées, et d'y exercer un des arts les plus nobles.

Ces causes, dont le corps médical se préoccupe depuis longtemps, et qu'il cherche au dehors, dans les institutions et les lois de notre pays, lois qui ne lui offrent aucune garantie, tout en lui imposant des charges, ces causes sont beaucoup plus près de lui; elles sont en lui-même. Il serait facile d'écrire un volume si l'on voulait les signaler toutes; mais, au siècle où nous sommes, les volumes ne se lisent plus, la parole étant tombée en discrédit par suite de l'abus qu'on en a fait. Je me bornerai donc à en indiquer quelques-unes, parmi lesquelles il faut ranger en première ligne le défaut d'unité et d'autorité dans la doctrine, d'où résulte dans la pratique une scandaleuse division.

Le public voit fort bien que cette division est l'aliment d'une funeste concurrence; il sait les embarras et les perplexités qu'on se crée en cherchant auprès des médecins la vérité sur ses intérêts les plus chers, ceux de la santé; il connaît l'impossibilité que l'on rencontre à les voir tomber d'accord sur un point quelconque; il voit parmi eux beaucoup de rivaux et peu de confrères; il distingue une médecine qui se fait dans l'intérêt des malades, et une autre qui se propose l'intérêt sordide du médecin; il voit de cet antagonisme naître l'isolement scientifique et pratique, qui conduit à l'atrophie intellectuelle par le défaut de travail; il voit les satisfactions morales du cœur, les communications de l'intelligence, la dignité de la profession, sacrifiées à des intérêts de boutique; il voit abandonner ainsi la science pour le métier, et craint que ses véritables intérêts ne soient, au milieu de tout cela, mis en dernière ligne; il retire sa confiance, et s'accoutume à voir dans la médecine une industrie, et à la traiter avec aussi peu d'égards qu'une sorte de domesticité de nature spéciale.

Toute cette déconsidération vient de l'abaissement des études médicales et de la décadence de l'enseignement, de son défaut d'unité, de son manque d'harmonie avec les branches les plus respectables des connaissances humaines; car la médecine ne doit pas demander ses principes seulement à l'observation des sens, aux sciences naturelles physiques et chimiques; elle ne doit point se réduire à épeler les organes, puisque ce n'est là que le côté le plus restreint de la personnalité humaine; elle doit être, en un mot, la science de l'homme vivant, science qui se constitue de l'ensemble des faits et des vérités révélés par le développement de toutes nos puissances, ainsi que des rapports qui unissent ces faits et ces vérités. Or, ces rapports ne peuvent être éclairés que par une lumière commune à toutes les sciences. Tout procédé scientifique qui tend à créer un antagonisme entre les deux termes qui constituent l'homme, et entre les différents ordres de connaissances qui s'y rapportent, est nécessairement dans le faux, ne produit qu'un travail provisoire, et n'élève qu'un édifice artificiel qui n'a pas de plan correspondant dans la réalité des choses. Une œuvre semblable est toujours renversée par le temps : c'est ce qui n'a pas cessé de se produire au sein de la science médicale.

Quelle intelligence ne serait affligée du spectacle de ce chaos immense d'éléments scientifiques dépourvus de principes organisateurs; de cette arène où toutes les opinions se livrent un conflit scandaleux; de cet entassement de doctrines sans autorité, au milieu duquel la pensée individuelle, dépourvue d'inspirations élevées, ne jette plus que d'intermittentes lueurs, et se tourne exclusivement chez la plupart vers la pratique lucrative d'une science qui, n'offrant plus de conceptions d'ensemble, ne permet plus que le doute à l'intelligence affamée de certitude? Qui ne serait péniblement frappé de l'obstination instinctive de la Faculté et de l'Académie de médecine à ne vouloir ni admettre ni juger ce qui peut se trouver de vrai dans les doctrines et dans les hérésies mêmes qui s'élèvent contre elles, comme si elles ne se sentaient pas investies de l'autorité nécessaire pour définir la vérité ; comme si elles aimaient mieux tout laisser à l'état de problème et garder le silence, que d'entrer en lutte ouverte avec elles-mêmes et avec des hommes tels que M. Cayol, les professeurs de l'école de Montpellier et autres écoles traditionnelles (1) !

Quel est celui d'entre nous à qui il n'est pas arrivé de réfléchir plus ou moins à toutes ces choses et de se faire son petit système sur la réorganisation de l'enseignement et de l'exercice de la médecine? Qui est celui qui, dans ces derniers temps, n'a pas reçu quelque projet de ce genre, quelque formule de pétition à orner de sa signature? La confiance et l'empressement du corps médical n'ont pas, en général, répondu à cette initiative. Comme la société au sein de laquelle ils vivent, les médecins sont tombés dans l'incrédulité et l'indifférence ; ils sont déconcertés et semblent dominés par cette pensée : que, dans le siècle où nous sommes, il n'y a plus de profession libérale possible, mais seulement une industrie plus ou moins avantageuse. Dans l'ignorance où nous sommes des destinées que le Ciel nous réserve, nous devons toujours cependant aspirer au progrès, et, dût cet espoir nous conduire à une illusion, il faudrait reconnaître que cette illusion même est nécessaire pour nous empêcher de tomber plus bas !

S'il est vrai que nous ayons tout épuisé, et que, blasés

(1) Les preuves de cet antagonisme se rencontrent partout, et, pour n'en citer que de récentes, on en trouve dans l'opuscule de M. Cayol sur la fièvre typhoïde et le typhoïdisme ; dans le travail inséré par le docteur Dufresne, de Genève, dans le *Correspondant*, travail qui a pour titre : *De l'influence des doctrines sur la science médicale* ; enfin dans le *Traité de la science médicale*, par le docteur Aubert.

sur tout, même sur le ressort moral que donne l'idée du bien et du vrai, nous ne soyons plus qu'une génération frileuse, impuissante et sénile, prête à tomber dans une seconde enfance, n'attendons notre salut que de l'autorité, sauvegarde nécessaire de toute existence qui ne peut se soutenir et se diriger elle-même, et disons-lui :

« Sire, la médecine devrait être une science admirable et » un art respecté. Elle n'est plus, comme le droit avant » Justinien, qu'un répertoire confus d'opinions contradic- » toires, souvent en opposition avec les autres branches des » connaissances humaines.

» Au point de vue pratique, elle n'est, pour le plus grand » nombre, qu'une profession avilie, qui dispute son exis- » tence à toutes les entreprises coupables qui spéculent sur » la santé publique.

» Ces entreprises ne peuvent plus, dans l'état actuel des » choses, être réprimées par des lois qui manquent d'une » sanction sérieuse.

» De l'incertitude doctrinale et de la division des opinions » naît le défaut d'autorité et de considération, dont souffre » aujourd'hui le corps médical, au grand détriment de la » société au sein de laquelle il est appelé à exercer une pro- » fession salutaire.

» Ce corps a droit à la protection de Votre Majesté au » même titre au moins que les autres classes souffrantes; » il a besoin de réformes dans ses doctrines et dans son or- » ganisation, car ses souffrances viennent en grande partie » des vices qui lui sont inhérents.

» Introduire la lumière au sein de ce chaos, qui renferme » les éléments les plus riches d'une organisation intelli- » gente; relever à la fois une science qui ne peut plus » attendre son salut des efforts mêmes du génie, et une pro- » fession qui peut rendre à la société de si importants ser- » vices, en l'éclairant, au lieu de la corrompre; faire, en un

» mot, pour la médecine, ce que Justinien fit pour le droit, » en créant un Aréopage revêtu d'une autorité suffisante » pour élever le phare consolant de la vérité aux yeux des » intelligences qui la cherchent, sans contraindre la liberté » de celles qui tiennent à s'écarter de cette voie lumineuse; » telle serait, Sire, l'œuvre que demande le besoin des » temps, et d'où découleraient toutes les améliorations de » détail; car toutes les misères de l'enseignement et de la » profession, tous les maux du corps médical viennent du » scandale de ses divisions, et de ce qu'il n'est plus, dans » l'état actuel de notre société, une magistrature hiérar- » chique, respectée et digne de l'être.

» Ce serait là, Sire, une œuvre digne de votre fortune et » de la mission providentielle qui vous semble confiée, » puisque la médecine doit devenir une partie importante » de la science de l'homme, comme elle peut continuer à la » contredire. »

www.ingramcontent.com/pod-product-compliance
Ingram Content Group UK Ltd.
Pitfield, Milton Keynes, MK11 3LW, UK
UKHW032025260826
14628UKWH00006B/2742